もう焦らない!!

英語で伝える検査手順 採血編

Jeremy Williams
小島 多香子 著

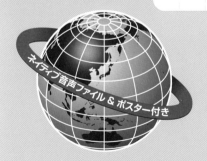

ネイティブ音声ファイル & ポスター付き

医歯薬出版株式会社

This book was originally published in Japanese
under the title of :

EIGO DE TSUTAERU KENSATEJUN — SAIKETSU HEN
(Taking a Blood Sample)

Authors ;
WILLIAMS, Jeremy
Professor and Chairman, Department of International Medical Communications,
Tokyo Medical University

KOJIMA, Takako
Assistant Professor, Department of International Medical Communications,
Tokyo Medical University

© 2016   1st ed.

ISHIYAKU PUBLISHERS, INC.
  7-10, Honkomagome 1 chome, Bunkyo-ku,
  Tokyo 113-8612, Japan

はじめに

　みなさんは，外国で病院にかかったことはありますか？

　病気やけがをしたときに，言葉の通じない病院でのやりとりは不安がつのるばかりです．またその状況は患者さんだけではなく，迅速かつ適切な対応を求められる医療スタッフにとっても心もとないものです．

　本書は，必要最低限の英語表現で対応できるようになりたい皆さんのためにまとめたものです．検査の流れを順番に学習しながら，より専門的な英語表現を身につけられます．そして，学習ツールとしてだけではなく，実用書として職場でも活用いただけると信じております．

　本書で身につけた英語表現で，外国人の患者さんと気軽にコミュニケーションをとり，今後ますますのご活躍ができますことをお祈り申し上げます．

2016年11月

ジェレミー・ウィリアムス
小島多香子

CONTENTS

はじめに …………………………………………………… iii
音声データのダウンロード ……………………………… vi

レッスン編

リスニング ………………………………………………… 2
会　話 ……………………………………………………… 6
練　習 ……………………………………………………… 16

応用場面編

● **カルテ受付** ……………………………………………… 18
　【伝票がなかった場合】 ………………………………… 20
　【伝票確認後】 …………………………………………… 21
　【伝票受付後】 …………………………………………… 22
　　Point ……………………………………………………… 23

- **採血前** ……………………………… **24**
  - 【採血する腕の選択】 ……………………… **26**
  - 【そでをまくってくれない場合】 ……………… **27**
  - 【氏名の確認】 ……………………………… **28**
  - 【穿刺部位が確認できた場合】 ……………… **30**
  - 【穿刺部位が確認できない場合】 …………… **32**
  - 【それでも穿刺部位が確認できない場合】 ……… **33**
  - 【採血時に対象者が動きそうな人の場合】 ……… **34**
  - 【採血時に対象者が動かなさそうな人の場合】 …… **35**
- **採血中** ……………………………… **36**
- **採血後** ……………………………… **38**
  - 【次の検査がない場合】 ……………………… **40**

  診療科の英語表記 ……………………… **42**
  解　答 ………………………………… **44**
  執筆者・執筆協力者 …………………… **47**

音声データのダウンロード

DATA

http://www.ishiyaku.co.jp/ebooks/731720/

本書の音声データ(音声マークが付いている部分)を,上記アドレスから無料でダウンロードすることができます.

※再生にはMP3形式の音声データを
再生できるプレイヤーが必要です.

お問い合わせは以下のフォームよりお願いいたします.
https://www.ishiyaku.co.jp/ebooks/inquiry/

レッスン編

＊解答は 44 頁

リスニング
Listening Practice

Step 1 (Track 1)

　これから聞こえる言葉やフレーズを，声を出して繰り返して言ってみましょう．

　意味がわからなくても，発音に注意して聞いてみましょう．

Step 2 (Track 2)

　次の言葉を聞こえてくる順番に番号をつけましょう．

numbness (　　　)
swab (　　　)
rash (　　　)
faint (　　　)
department (　　　)
dizzy (　　　)
stuff (　　　)
needle (　　　)
prick (　　　)
confirm (　　　)

Step 3

ここで単語リスト（Vocabulary List）を勉強しましょう．
すべて覚えられなくても心配はいりません．これから行うリスニングの練習で必ず身につきます．

test slip	伝票
check	確認する
department	○○科
confirm	確認する
feel dizzy	めまいがする
feel faint	失神する
take a blood sample	採血する
redness	赤み
get a rash	かぶれる
swab	きれいにする
disinfectant	消毒剤
nod	うなづく
shake your head	首を横に振る
roll up your sleeve	腕をまくる
vein	静脈
feel a little prick	ちょっと痛い
numbness	しびれ
needle	針
bleed	血が出る
station	検査の流れのなかの1カ所
stuff	荷物

Step 4

英語の言葉やフレーズと同じ意味の日本語を選び, 線で結びましょう.

vein	・	・伝票
stuff	・	・かぶれる
bleed	・	・確認する
numbness	・	・うなずく
get a rash	・	・静脈
faint	・	・荷物
test slip	・	・検査の流れのなかの1カ所
disinfectant	・	・めまいがする
nod	・	・血が出る
station	・	・しびれ
confirm	・	・失神する
dizzy	・	・消毒剤

Step 5 (Track 3)

これから聞こえる単語リストで勉強した言葉やフレーズをよく聞き, その単語や英文を記入してみましょう.

1.
2.
3.
4.
5.

6.

7.

8.

9.

10.

Step 6 (Track 4)

これから聞こえる日本語の言葉やフレーズと同じ意味の英語を記入してみましょう.

1.

2.

3.

4.

5.

6.

7.

8.

9.

10.

会 話
Dialog

次の会話を聞きましょう．できれば，繰り返し聞きましょう．しかし，覚える必要はありません．ここで大事なことは，音に耳を慣らすことです．

Step 1 (Track 5)　Reception カルテ受付

Nurse : Good morning. May I have your chart (patient card, slip etc.), please?
Patient : Here it is.
Nurse : Thank you. Please take a seat.

検査伝票がない場合

Nurse : Oh, your test slip is not in here. I will just check with the doctor.

伝票確認後

Nurse : You need to go to the radiology department first.
Patient : Where is it?
Nurse : I will show you.

もしくは

Nurse : I have just confirmed your test. We are just getting ready. Please wait a moment.

* 各会話では次のような練習を順番に行います

1）英語の会話を聞きます
2）英語の質問を繰り返して言いましょう
3）日本語で○○は何と言いますか？ の後に，英語で適切な質問を言いましょう

看護師 ：おはようございます．カルテ（診察券，受診票など）はお持ちですか？
患　者 ：はい，お願いします．
看護師 ：ありがとうございます．おかけになっていてください．

看護師 ：検査伝票が入っていないので，先生に確認します．

看護師 ：まずは放射線科に行ってください．
患　者 ：どこですか？
看護師 ：では，ご案内しますね．

看護師 ：検査内容が確認できましたので準備いたします．少々お待ちください．

Step 2 (Track 6)   Getting the patient ready   採血の準備

患者さんがカルテと受付表を提出した後

Nurse   : Please take a seat.
Patient : Where can I put my stuff?
Nurse   : You can put your stuff there.
Patient : Ah, OK.
Nurse   : Have you eaten or drunk anything today?
Patient : No.
Nurse   : Not even some juice or chewing gum?
Patient : No.
Nurse   : Good. Are you OK with needles?

患者さんが緊張していない場合，ステップ3へ進みます．

患者さんが緊張している場合

Patient : No, I hate needles. I always feel dizzy when I have an injection. Sometimes I faint.
Nurse   : You will be OK. We can take a blood sample with you lying down if you like.
Patient : Yes, please.
Nurse   : OK, please lie down here.

Step 3 (Track 7)   Taking the blood sample   採血

Nurse   : Please roll up your sleeve.
Patient : Which arm?
Nurse   : Either is OK.

看護師	：おかけになって下さい．
患　者	：荷物はどこに置けばよろしいですか？
看護師	：お荷物をそちらのカゴにおいてください．
患　者	：はい
看護師	：今日は何か食べたり，飲んだりしましたか？
患　者	：いいえ
看護師	：ジュース，ガムなども含みます．
患　者	：いいえ
看護師	：はい，わかりました．注射は大丈夫ですか？

患　者	：いや，注射は大嫌いです．いつも注射をするとクラクラします．ときどき，気を失ってしまいます．
看護師	：大丈夫ですよ．ベッドで採血もできますが，どうされますか？
患　者	：では，お願いします．
看護師	：わかりました．ではこちらに横になってください．

看護師	：そでをまくっていただけますか？
患　者	：どちらの腕ですか？
看護師	：どちらでも大丈夫です．

アルコールかぶれの有無を確認する

Nurse : Do you react to alcohol, perhaps with redness or a rash? If so, we can use a non-alcohol swab.
Patient : Yes, I get a rash with alcohol.
Nurse : Don't worry. We'll use a non-alcohol type disinfectant.

もしくは
Patient : No, alcohol is fine.
Nurse : Good.

Moving on (Track 8)

Nurse : Please can you give me your name?
Patient : My name is John Smith.
Nurse : (showing the label on the blood collection tube) Can you confirm the name on the label is correct?
Patient : Yes, that's OK.

患者さんが会話できない人の場合

Nurse : Can you confirm the name on the label is correct? Please nod once for yes or shake your head for no.

看護師	：アルコールで赤くなったり，かぶれたりしますか？ アルコール以外のものも準備できます．
患　者	：はい，アルコールを使うと湿疹が出ます．
看護師	：ご心配はいりません．ノンアルコールのもので消毒します．

| 患　者 | ：アルコールで大丈夫です．|
| 看護師 | ：わかりました．|

看護師	：お名前を言っていただいてよろしいですか？
患　者	：私はジョン・スミスです．
看護師	：(採血管のラベルを見せ)ラベルのお名前は間違いないですか？
患　者	：はい

| 看護師 | ：(採血管のラベルを見せ) ラベルのお名前は間違いないですか？
「はい」の場合は頭を上下に動かして，「いいえ」の場合は首を左右に振ってください．|

Moving on (Track 9)

Nurse : Which arm would you prefer?

Patient : Right, please.

Nurse : Please roll up your sleeve. OK, We are ready. I will take some blood now.

Patient : Is there a problem?

Nurse : Mm, it is difficult to find a vein. Could you show me your other arm?

Patient : Here you are.

Nurse : Mm, I think we need to try the back of your hand. OK, let's try here. You may feel a little prick.

患者さんがとても緊張している場合

Nurse: This shouldn't hurt. You will only feel a little prick. Please try not to move as we might have to do it again.

採血中 (Track 10)

Nurse : Do you feel OK? Do you have any numbness in your fingers?

Patient : No, I'm fine.

Nurse : OK, we are done. I'm just going to remove the needle. It may hurt just a little bit.

看護師	：どちらの腕がよろしいですか？
患　者	：右でお願いします
看護師	：そでをまくりあげていただけますか？　それでは，こちらで採血しますね．
患　者	：何か問題でもありますか？
看護師	：そうですね．血管が見えにくいので，反対の腕を見せていただけますか？
患　者	：はい
看護師	：手の甲も見せていただいて宜しいですか？　では，少しチクッとしますね．

看護師	：少しチクッとしますが，動いてしまうともう1回になるので動かないでください．

看護師	：気分はいかがですか？　指先のしびれなどはありませんか？
患　者	：いいえ，大丈夫です
看護師	：それでは，終わりです．針を抜きます．抜くときに少し痛みがあります．

採血後：

Nurse : OK, I'm going to put a bandage on it. It might take a few minutes for the bleeding to stop. so please press on it gently with your fingers until it does. Don't leave it on for more than 30 minutes as you might get a rash.

Patient : OK.

Nurse : OK, we are done now. You can go to the next station now. Please do not forget your stuff.

Patient : Thank you.

Nurse : Here is your chart (patient card, slip etc.). Have a nice day.

看護師 ：絆創膏を貼ります．血液が出てくることがありますので，あと2〜3分はしっかりと押さえておいてください．絆創膏はあまりながく貼り付けているとかぶれることがありますので30分ぐらいで外してください．

患　者 ：わかりました．

看護師 ：それでは，これで採血はおしまいです．カルテをお返ししますのでお荷物の忘れ物がないようにお気をつけください．次の検査受付に行ってください．

患　者 ：ありがとうございました．

看護師 ：カルテ（診察券，受診票など）をお返しします．お大事にどうぞ．

練習
Practice

Track 11

次の文章を聞いて，空欄に記入しましょう．

a) May I _____?

b) Please _____.

c) Have you _____ anything today?

d) I always _____.

e) I'm just going to _____.

f) Please _____ your sleeve.

g) Yes, I _____ with alcohol.

h) _____ the name on the label?

i) It is difficult to _____.

j) We need to try _____.

k) This _____.

l) Do you _____?

m) I'm just going to _____.

応用場面編

＊レッスン編の会話で示した例文とは異なる場合もあります

採血編

●カルテ受付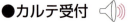

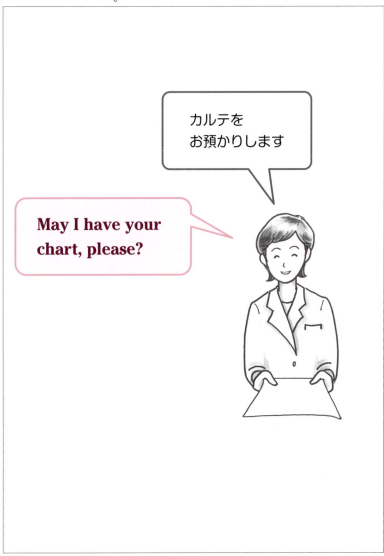

応用場面編

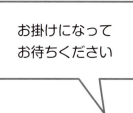

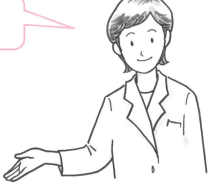

採血編

【伝票がなかった場合】

検査伝票が入っていないので先生に確認します．
いましばらくお待ちください

Your test slip is missing. I will just check with the doctor. Please wait a moment.

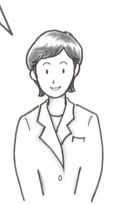

【伝票確認後】

応用場面編

> 一度，放射線科に来ていただきたいとのことなので，放射線科の受付にお願いいたします

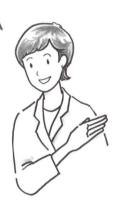

I would like you to visit the Department of radiology before coming to us. Please go to the reception there first.

＊診療科名の英語表記については，p42 を参照してください

採血編

【伝票受付後】

今日は何か食べたり
飲んだりしましたか？
ジュース，ガムなども含みます

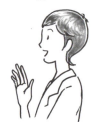

Have you eaten or drunk anything today, including juice or gum?

Point!

英語では何かを伝えるとき、次のような言い方をします。

たとえば ＜座ってください＞ と伝える場合

一般的に「座る」は sit down と言います。

しかし、このままでは指示的な言い方になってしまい、相手に少しキツイ印象を与えてしまいがちです。

ではどうすればよいのでしょうか。

下記のように、頭に please をつけ、最後に thank you をつけるだけで、第一印象がよくなり、会話を円滑にすすめることができます。

Please sit down. Thank you.

＊なお、毎回 please をつけるのは避けましょう。
　それではやりすぎになってしまいます。

■ 採血準備中の例：

看護師：検査内容が確認できましたので準備いたします。
　　　　少々お待ちください。

Nurse : I have just confirmed your test.
　　　　We are just getting ready.
　　　　Please wait a moment.

■ 患者さんがカルテと受付表を提出した後の例：

Nurse : Please take a seat.
　　　　　　　（sit down. ／ stand up. ／ lie down.）

採血編

● 採血前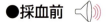

お荷物をそちらのカゴにおいて，お掛けください

You can put your stuff into the basket. Please sit here.

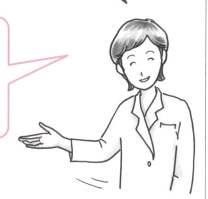

注射は大丈夫ですか？
アルコールでかぶれたりしたことはありませんか？

**Are you OK with needles ?
Do you react to alcohol,
perhaps with redness
or a rash?**

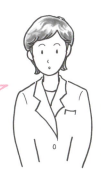

採血編

【採血する腕の選択】

どちらの腕で採血しましょうか？

Which arm would you prefer?

【そでをまくってくれない場合】

そでをまくっていただけますか？

Please roll up your sleeve.

応用場面編

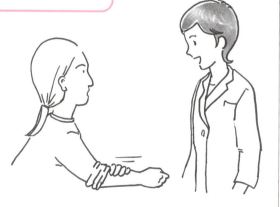

採血編

【氏名の確認】

お名前を言っていただいてよろしいですか？

Please can you give me your name?

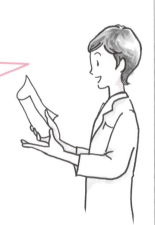

(採血管のラベルを見せ)
お名前は間違いないですか？

Can you confirm the name on the label is correct?

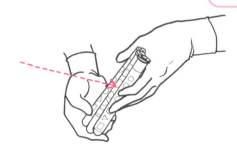

採血編

【穿刺部位が確認できた場合】

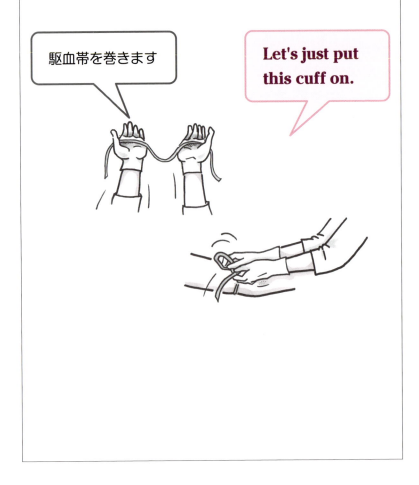

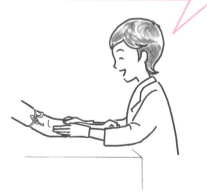

採血編

【穿刺部位が確認できない場合】

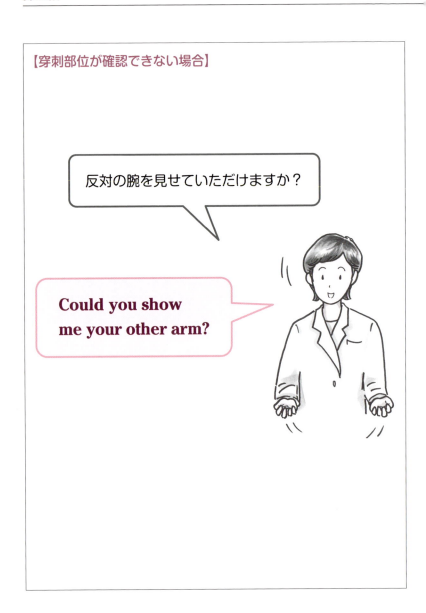

【それでも穿刺部位が確認できない場合】

手の甲も見せていただいてよろしいですか？

I think we need to try the back of your hand.

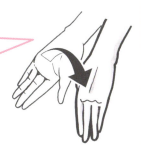

採血編

【採血時に対象者が動きそうな人の場合】

少しチクッとしますが,動いてしまうともう1回になるので動かないでください

You will feel a little prick.
Please try not to move as we might have to do it again.

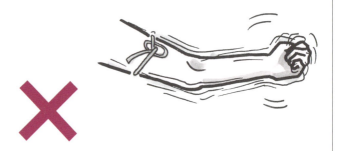

【採血時に対象者が動かなさそうな人の場合】

少しチクッとします（少し痛みがあります）

You will feel a little prick.

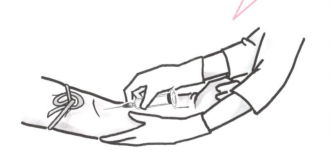

応用場面編

採血編

●採血中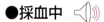

> ご気分はいかがですか？
> 指先のしびれはありませんか？

> **Do you feel OK?
> Do you have any numbness
> in your fingers?**

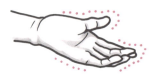

それでは，針を抜きます．
抜くときに少し痛みがあります

**I'm just going to remove the needle.
It may hurt just a little bit.**

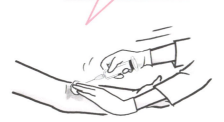

採血編

● 採血後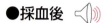

絆創膏を用意しますので,
反対の手で採血部位を
しっかりと押さえてください

OK, I'm going to put a bandage on it. Please press on it gently with your fingers until the bleeding stops.

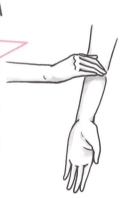

絆創膏を貼ります.
血液が出てくることがありますので,
あと2～3分はしっかりと押さえておいてください.
絆創膏はあまりながく貼り付けていると
かぶれることがありますので30分ぐらいで外して
ください

応用場面編

OK, I'm going to put a bandage on it. It might take a few minutes for the bleeding to stop, so please press on it gently with your fingers until it does.
Don't leave it on for more than 30 minutes as you might get a rash.

採血編

【次の検査がない場合】

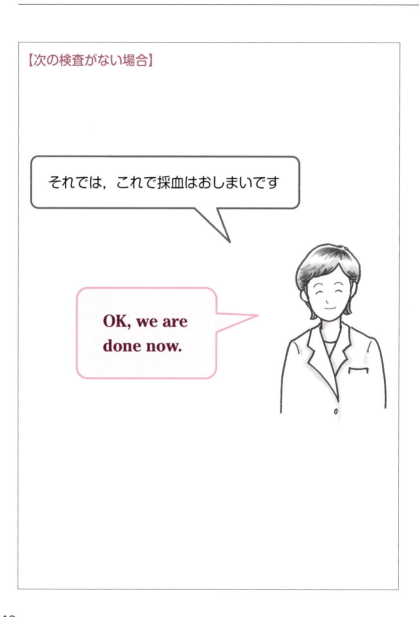

カルテ（診察券, 受診票など）をお返ししますので忘れ物がないように気をつけてください

Here is your chart (patient card, slip etc.). Please do not forget your stuff.

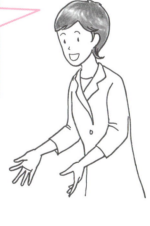

診療科の英語表記

総合診療科　General Medicine and Primary Care
循環器内科　Cardiology
呼吸器内科　Respiratory Medicine
消化器内科　Gastroenterology
腎臓内科　Nephrology
糖尿病・代謝・内分泌内科　Diabetes, Metabolism, Endocrinology
血液内科　Hematology Medicine
感染症科　Infectious Diseases
神経内科　Neurology
高齢診療科　Geriatric Medicine
メンタルヘルス科　Mental Health Medicine
小児科　Pediatrics
リウマチ・膠原病内科　Rheumatology, Collagen Diseases
呼吸器外科・甲状腺外科　Respiratory Tract, Thyroid Surgery
心臓血管外科　Cardiovascular Surgery
消化器外科　Digestive Surgery
小児外科　Pediatric Surgery
脳神経外科　Neurosurgery
整形外科　Orthopedic Surgery
乳腺科　Breast Surgery
麻酔科　Anesthesiology
泌尿器科　Urology
臨床腫瘍科　Medical Oncology
産科・婦人科　Obstetrics and Gynecology
皮膚科　Dermatology

眼科　Ophthalmology
耳鼻咽喉科　Otorhinolaryngology
精神医学　Psychiatry
放射線科　Radiology
形成外科　Plastic and Reconstructive Surgery
歯科口腔外科・矯正歯科　Oral-Maxillofacial Surgery, Dentistry and Orthodontics
病理診断科　Diagnostic Pathology
臨床検査医学科　Laboratory Medicine

レッスン編　解答

【Track 2】解　答

numbness (6   )

swab (3   )

rash (8   )

faint (9   )

department (1   )

dizzy (7   )

stuff (2   )

needle (10   )

prick (5   )

confirm (4   )

【Track 3】解　答

1. You will feel a prick.
2. It may bleed.
3. You may get a rash.
4. Do you feel dizzy?
5. Please can you give me your name?
6. I will check.
7. Can I have your test slip?
8. Your skin may go red.
9. Please nod.
10. I am looking for a vein.

【Track 4】解　答

1. take a blood sample
2. feel dizzy
3. roll up your sleeve
4. numbness
5. confirm
6. redness
7. vein
8. shake your head
9. nod
10. get a rash

【Track 11】解　答

a) May I have your chart, please?
b) Please wait a moment.
c) Have you eaten or drunk anything today?
d) I always feel dizzy.
e) I'm just going to remove the needle.
f) Please roll up your sleeve.
g) Yes, I get a rash with alcohol.
h) Can you confirm the name on the label?
i) It is difficult to find a vein.
j) We need to try the back of your hand.
k) This shouldn't hurt.
l) Do you have any numbness?
m) I'm just going to put a bandage on it.

謝　辞

　本書の執筆において，ご協力およびご助言をいただきました，東京医科大学国際医学情報学分野の高野秀子氏に感謝申し上げます．

執筆者・執筆協力者

【執筆者】

Jeremy Williams（ジェレミー ウイリアムス）（東京医科大学主任教授　国際医学情報分野）

小島　多香子（こじま　たかこ）（東京医科大学講師　国際医学情報分野）

【執筆協力者】

秦　暢宏（はた　のぶひろ）（東京歯科大学千葉病院臨床検査部）

井上　孝（いのうえ　たかし）（東京歯科大学教授　同大学千葉病院臨床検査部長）

【イラスト】

Indy yutaka

もう焦らない!!	
英語で伝える検査手順——採血編	ISBN978-4-263-73172-7

2016年12月10日　第1版第1刷発行

著　者　Jeremy Williams
　　　　小島　多香子
発行者　大畑　秀穂
発行所　医歯薬出版株式会社

〒113-8612　東京都文京区本駒込1-7-10
TEL. (03)5395-7641(編集)・7616(販売)
FAX. (03)5395-7624(編集)・8563(販売)
http://www.ishiyaku.co.jp/
郵便振替番号　00190-5-13816

乱丁，落丁の際はお取り替えいたします　　　印刷・教文堂／製本・愛千製本所
© Ishiyaku Publishers, Inc., 2016. Printed in Japan

本書の複製権・翻訳権・翻案権・上映権・譲渡権・貸与権・公衆送信権（送信可能化権を含む）・口述権は，医歯薬出版㈱が保有します．
本書を無断で複製する行為（コピー，スキャン，デジタルデータ化など）は，「私的使用のための複製」などの著作権法上の限られた例外を除き禁じられています．また私的使用に該当する場合であっても，請負業者等の第三者に依頼し上記の行為を行うことは違法となります．

JCOPY ＜(社)出版者著作権管理機構 委託出版物＞
本書をコピーやスキャン等により複製される場合は，そのつど事前に(社)出版者著作権管理機構(電話 03-3513-6969，FAX 03-3513-6979，e-mail：info@jcopy.or.jp)の許諾を得てください．

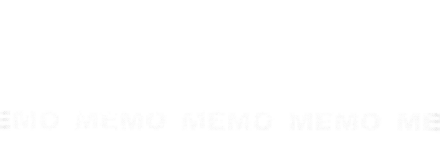

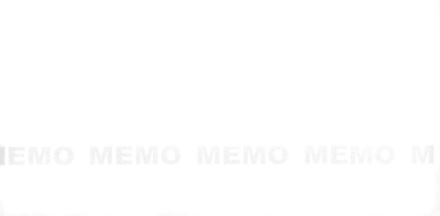

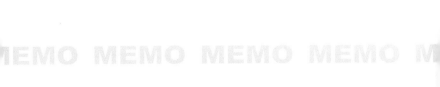

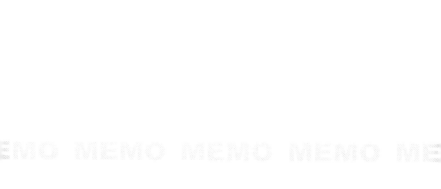

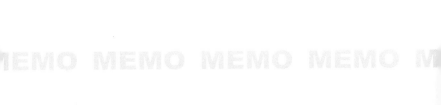